AF495114

DE

L'ALIMENTATION FORCÉE

CHEZ LES ALIÉNÉS.

Nancy, imprimerie de veuve Raybois et Comp.

DE

L'ALIMENTATION FORCÉE

CHEZ LES ALIÉNÉS

PAR

M. Ch. BRASSEUR

MÉDECIN-DIRECTEUR DE L'ASILE PRIVÉ-AUTORISÉ DE LA MALGRANGE
Nancy (Meurthe).
Membre correspondant de la Société de Médecine de Nancy
et de la Société de Médecine de Metz.

NANCY

GRIMBLOT, Ve RAYBOIS ET Cie, IMPRIMEURS-LIBRAIRES,
Place Stanislas, 7, et rue Saint-Dizier, 125.

1859

DE

L'ALIMENTATION FORCÉE

CHEZ LES ALIÉNÉS.

INTRODUCTION.

La pensée qui nous a conduit à la rédaction de ces lignes, c'est l'utilité qui peut résulter de la description d'un procédé opératoire, lequel, au point de vue de la pratique des médecins chargés du service des Asiles d'aliénés, a selon nous une grande importance, celle de pouvoir nourrir, *contre son gré*, le malade qui refuse les aliments.

En effet, on rencontre fréquemment, soit dans la famille, soit dans les Asiles, des sujets chez lesquels diverses perturbations sensorielles les portent à se laisser mourir de faim. Que cette tendance maladive, presque toujours fatale, soit la conséquence d'une lésion primordiale, organique, simple ou compliquée d'une réaction psychique anormale, il n'en résulte pas moins, pour le médecin appelé à détourner les conséquences de cette tendance homicide, une perplexité des plus émouvantes.

Il faut le reconnaître, cette perplexité est causée principalement par la pénurie des ressources, et elle s'augmente encore des difficultés inhérentes au caractère de la maladie.

Nous ne croyons pas qu'il soit nécessaire de nous attacher à démontrer quel avantage il y aurait de pouvoir alimenter convenablement pendant un laps de temps, assez prolongé dans certains cas, un individu qui serait infailliblement mort de faim, faute de moyens avantageux ; cela est trop évident pour nous y arrêter.

L'utilité et l'importance de cette ressource, une fois admises, il peut arriver, comme conséquence d'une variation dans le caractère du désordre psychico-somatique, que le malade n'offre plus les mêmes tendances homicides et qu'il apporte même le concours de sa volonté à l'alimentation naturelle, à sa conservation.

Mais entre l'opposition et le bon vouloir du malade s'élève une difficulté à surmonter des plus importantes, c'est l'objet de la question qui nous occupe : *Alimenter, contre son gré, l'individu en délire ou en démence qui refuse les aliments.*

Pour nous rendre un compte aussi satisfaisant que possible de l'état de la question, nous devons passer en revue les efforts qui ont été tentés à ce sujet et qui sont à notre connaissance ; plusieurs d'entre eux sont même marqués au coin du génie.

Notre intention excluant tout esprit de critique, aucune idée préconçue ne guidera notre plume ; il s'agit d'établir une sorte de parallélisme entre les différents procédés connus, pour arriver à l'adoption de l'un d'eux.

Notre but n'est pas de faire ici l'énumération des causes qui obligent le médecin à recourir au cathétérisme de l'œsophage, cela nous forcerait à entrer dans des considérations qui doivent faire l'objet d'un autre mémoire ; nous nous proposons d'indiquer le procédé opératoire employé par nous dans les cas d'alimentation forcée.

Disons-le tout d'abord, il ne s'agit nullement d'une *invention,* mais d'une *modification* appliquée au cathétérisme œsophagien.

Cette modification est, à nos yeux, des plus satisfaisantes pour conduire à bonne fin l'alimentation forcée avec la sonde. Car, quoiqu'on ait avancé le contraire, nous croyons qu'il y a impossibilité de *nourrir forcément sans le secours de la sonde œsophagienne.*

La difficulté que nous pensons avoir vaincue, est celle qui réside dans le premier temps de l'opération, par suite de l'occlusion de la cavité buccale; tout en ne voulant pas nous arrêter à la description des causes de refus d'aliments, nous croyons cependant devoir tenir un compte notable de l'empire de la volonté sur cette difficulté qui ressort des diverses conceptions pathologiques; que celles-ci prennent leur source dans certains préjugés, ou dans certaines croyances, la question soulevée reste la même : ce serait, il est vrai, l'occasion de discourir sur de grandes propositions de doctrine médico-philosophique, mais les proportions de ce travail nous ramènent à ne parler que de la modification du cathétérisme de l'œsophage.

INDICATIONS

DU

CATHÉTÉRISME DE L'ŒSOPHAGE.

Considéré dans son application au traitement des aliénés qui refusent les aliments, le cathétérisme de l'œsophage prend une importance qui s'accroît en raison des causes du refus et de l'intensité du délire.

Cette opération qui est indiquée dans tous les traités de chirurgie, pour combattre un certain nombre d'affections qui frappent directement ou indirectement la première partie du tube digestif, n'a pas été décrite en vue des difficultés qui résultent de *l'obstination* du malade.

Sans doute, les accidents qui font recourir à l'usage de la sonde œsophagienne sont du ressort de la chirurgie, et dans la grande majorité des cas, l'opération est réclamée par le sujet, qui, tout en sollicitant les secours de l'art, *aide* à ses ressources par toute l'énergie de *sa volonté*, donnant alors par le concours de cette importante faculté, un auxiliaire des plus avantageux à son exécution ; mais, dans le cas contraire, quand le malade refuse d'ouvrir la bouche, de desserrer les dents, le danger devient des plus imminents, les difficultés se révèlent et se dressent effrayantes quant aux conséquences, c'est alors que l'importance d'une heureuse modification dans l'instrument se fait sentir.

Nous n'ignorons pas qu'il se trouve des indications à suivre pour arriver à l'intromission forcée des aliments, mais on suppose déjà obtenue la dilatation de la cavité buccale, ou bien la difficulté est tournée en suivant les voies nasales. Des appareils ingénieux ont été *inventés* et décrits, leur application peut réduire bien des embarras, les uns nous offrent des complications et les autres ne sont réellement utiles qu'après avoir obtenu l'écartement des arcades dentaires.

Avant de parler de l'usage de la sonde, disons

quelques mots sur les indications qui peuvent être opposées contre l'abstinence volontaire ; ces indications ou moyens préventifs donnent souvent de bons résultats; ils nous ont dispensé bien des fois de recourir à l'alimentation artificielle.

Le cathétérisme de l'œsophage est toujours d'une application délicate, douloureuse, et n'est pas exempt de dangers, aussi est-ce dans le domaine du traitement moral qu'il faut aller prendre ces moyens que nous qualifions de préventifs ; ils exigent une grande habitude, de l'habileté même, une certaine perspicacité, de la vivacité dans la *pénétration à saisir,* chez l'aliéné, le côté de son intelligence encore accessible aux déductions de la logique du médecin ; enfin, nous dirons qu'il faut *du génie,* comme dans toute œuvre morale.

Indépendamment de ces avantages que l'aliéniste doit posséder, il y doit joindre beaucoup de cette *bienveillante sollicitude* qui doit appartenir à tout homme qui *s'honore* du titre de médecin : de la persuasion, de la fermeté dans le langage, voilà, esquissés rapidement, les éléments qui renferment des moyens préventifs ; en d'autres termes, il faut *savoir* se servir adroitement et en temps opportun de la *sollicitation persuasive*, et de l'*intimidation détermi-nante*.

Il est évident que ce qu'il importe de posséder avant tout, dans le traitement des maladies, c'est la *science* des indications à remplir; or, nous insistons sur la connaissance de ces éléments du traitement dit *moral*, car dans cette maladie protéiforme, désignée génériquement sous le nom de folie, on se heurte contre des éléments constitutifs si fugaces et si complexes qu'on ne saurait trop insister sur l'application du traitement moral au bénéfice de la curation d'une maladie qui laisse quelquefois la science au-dessous de sa mission.

Que disent les auteurs au sujet de l'alimentation artificielle ?

Dans le *Traité médico-philosophique* du vénérable Pinel, on lit :

« Un des symptômes le plus dangereux et le plus » à redouter, durant certains accès, est le *refus* » *obstiné* de toute alimentation, refus que j'ai vu » quelques fois se prolonger *quatre*, *sept*, et même » *quinze* jours de suite, sans perte de la vie, pourvu » toutefois, qu'on fournisse une boisson abondante ; » que de moyens *moraux*, que d'*expédients* ne faut-

» il point alors pour triompher de cette obstination
» aveugle. »

On remarque dans cette citation que le malade peut échapper à la mort, en buvant beaucoup ; or, dans l'accomplissement de ce fait, il n'y a pas d'obstination aveugle ni absolue ; des phénomènes physiologiques se sont accomplis, l'instinct de la conservation n'est pas perdu, l'empire de *la volonté* s'est manifesté, et il y a ici exclusion de l'abstinence homicide.

Esquirol a dit :

« Quelques maniaques sont dans un délire tel,
» qu'ils paraissent n'avoir ni le sentiment de leur
» existence, ni celui de leurs besoins, ils refusent
» alors la nourriture, méconnaissent ce qu'on leur
» présente ; des idées vagues de poison viennent a-
» jouter de nouveaux motifs de *répugnance.* »

Notons, en passant, qu'il ne s'agit que de *répugnance;* si cette conception du délire persiste, que fera-t-on ?

L'absence d'instructions paraît être motivée jusqu'à un certain point par les paroles suivantes du même auteur :

« Dans ces circonstances, le refus des aliments ne
» persiste pas, il cesse *lorsque* le délire diminue, je

» n'ai jamais vu d'accidents funestes survenir dans la
» *manie,* par le refus obstiné des aliments, *tandis*
» que les monomaniaques et les *lypémaniaques ré-*
» *sistent* à la faim avec une opiniâtreté désolante et
» même *mortelle.* »

PROCÉDÉS DIFFÉRENTS.

Nous allons passer rapidement sur ce qui a été dit relativement au cathétérisme de l'œsophage et l'exposition succincte des divers procédés mis en usage nous permettra de choisir le plus avantageux.

L'opération du cathétérisme de l'œsophage s'exécute de deux manières différentes :

Par la bouche, par le nez.

Que le but déterminant soit la conséquence d'une lésion chirurgicale, ou bien pour arriver à l'alimentation, le résultat est l'introduction de la sonde et la *poussée* des aliments.

1° PROCÉDÉ DE DESAULT.

Cathétérisme par les narines.

Ce procédé est presque entièrement abandonné, quoiqu'en apparence il semble avoir tourné la difficulté de faire desserrer les dents ; il faut dans certains cas aller à la recherche du bec de la sonde, qui peut s'égarer dans les voies aériennes.

L'idée première de nourrir les aliénés par la sonde revient cependant à Esquirol ; le procédé de Desault, bien antérieurement conçu, a servi dans son application à l'alimentation artificielle.

Cathétérisme par la bouche.

Le procédé est extrêmement simple, lorsqu'il n'existe pas d'opposition : le malade est assis, la tête fortement renversée en arrière sur la poitrine d'un aide, le chirurgien placé en face de lui, *déprime un peu la langue* avec le doigt indicateur de la main gauche, qu'il avance jusqu'à la base de cet organe, en prenant toutefois les précautions voulues contre les morsures et en évitant de toucher aux voies aériennes, tandis que de sa main droite il fait pénétrer une sonde œsophagienne convenablement préparée, et qu'il tient, comme une plume à écrire, à quelques centimètres du bec, le bord radial du doigt indicateur de la main gauche sert de guide à la sonde qu'il pousse lentement jusqu'à destination ; par le pavillon de cette sonde on fait l'injection d'aliments liquides préalablement disposés à cet effet.

Voilà dans sa plus grande simplicité le cathétérisme de l'œsophage ; quant aux fausses routes, aux difficultés accidentelles qui en résultent, nous ne pouvons que nous reporter aux auteurs qui ont écrit sur cette matière.

2° PROCÉDÉ DE M. CHAUSSIER.

Cathétérisme par le nez.

Il s'applique plus particulièrement au cathétérisme des voies aériennes ; il a été modifié il y a peu de temps par M. Loiseau de Montmartre ; attendu que ce procédé a lieu par la bouche, le doigt de l'opérateur doit être garanti des morsures par un dé métallique.

Cette précaution n'est même pas suffisante, puisque nous lisons dans la *Gazette des hôpitaux civils et militaires* du 31 octobre 1857, que M. Blondeau, chef de clinique à l'Hôtel-Dieu de Paris, service de M. Trousseau, a été *atrocement mordu* en pratiquant ce cathétérisme, ce qui l'obligea à lâcher prise. M. le professeur Trousseau eut à supporter aussi la morsure de l'enfant sur lequel cette opération avait lieu pour un cas de croup.

3° PROCÉDÉ DE M. BAILLARGER.

Cathétérisme par les fosses nasales.

Ce procédé permet de diriger l'extrémité d'une sonde par l'emploi d'un double mandrin, l'un est en baleine, l'autre est en fil de fer; quand l'extrémité de la sonde heurte la face postérieure du pharynx, on retire le mandrin de fil de fer, laissant à la tige flexible le soin de rédresser la courbure et d'éloigner du larynx le bec de la sonde en le dirigeant contre la colonne vertébrale.

4° PROCÉDÉ DE MM. FALRET ET FERRUS.

Cathétérisme par les fosses nasales.

Une simple sonde de femme ayant le pavillon évasé en entonnoir, forme tout l'appareil. L'instrument est introduit par une des narines, et les aliments versés cuillerée à cuillerée dans l'entonnoir de la sonde, arrivent jusqu'à l'ouverture supérieure de l'œsophage et *descendent* dans l'estomac.

5° PROCÉDÉ DE M. LEURET.

L'importance de l'alimentation artificielle avait été reconnue par le médecin de Bicêtre; M. le docteur Leuret, mort trop tôt pour la cause des aliénés, s'est occupé tout spécialement de cette question, ses recherches, ses tentatives, tout nous révèle ses préoccupations à cet égard.

Dans une de ses observations, il cite le fait d'un malade alimenté pendant deux mois à l'aide de la sonde œsophagienne introduite tantôt par le nez, tantôt par la bouche, mais ramenée dans l'une des fosses nasales à l'aide de la sonde de Belloc, vu la difficulté qu'on éprouvait de *faire ouvrir la bouche.*

Ce résultat des plus heureux ne peut nous empêcher de dire, sans craindre d'être taxé d'exagération, que ce moyen est inapplicable à l'individu qui s'oppose de toutes les forces d'une volonté homicide à l'accomplissement d'une manœuvre réellement compliquée.

La dilatation de l'orifice buccal, ce point culminant de la difficulté, avait été saisi et jugé à sa valeur par cet aliéniste, puisqu'il a recherché dans la composition même de la sonde, la possibilité de la laisser *à demeure, une fois introduite,* afin d'éviter le retour trop fréquent de l'opération et des dangers qui en résultent ; dans l'observation que nous venons de citer, il s'exprime en ces termes :

« Un des obstacles les plus difficiles à surmonter » dans le traitement des aliénés, c'est le refus fait » par ces malades de prendre des aliments et des » boissons, ce refus, quand il est très-persistant, en- » traîne presque inévitablement *la mort.* »

Il reconnaît aussi que :

« Retenu par la *difficulté* et les *dangers* de l'opé- » ration, le médecin est resté spectateur désolé d'une » longue et affreuse agonie, contre laquelle il n'a » rien osé entreprendre. »

Depuis longtemps, M. Leuret avait constaté qu'avec la sonde œsophagienne ordinaire on avait *percé* l'œsophage, traversé le pharynx, une bronche, le tissu pulmonaire, et que par l'injection d'un aliment on avait causé la mort ; aussi, pour éviter ces accidents, a-t-il cherché, aidé des conseils de M. Charrière, à établir une sonde qui devait par sa flexibilité éloigner tous mécomptes ; n'ayant pas été satisfait du résultat, il parvint quelque temps après, en mettant à profit les études de M. Labarraque sur l'art du boyaudier, à composer une sonde flexible par excellence, résultant de la superposition de plusieurs portions d'intestins de mouton, préalablement préparées et dépouillées de leurs membranes villeuses et péritonéales; ces sondes très-flexibles avaient pour destination de *rester à demeure dans l'œsophage.*

Quoique des plus ingénieuses, cette idée ne nous semble guère praticable; la difficulté de l'introduction par la bouche existe; introduite par le nez et devant y séjourner ainsi que dans l'œsophage, il y a lieu de craindre, indépendamment de la gêne excessive, des accidents provoqués par la présence de ce corps étranger.

6° PROCÉDÉ DE M. LE DOCTEUR BILLOD.

En 1850, M. le docteur Billod, médecin de l'asile des aliénés de Blois, donna des indications à M. Charrière pour établir un appareil destiné à l'alimentation forcée des aliénés.

Cet appareil a été soumis au jugement de l'Académie. Il est d'une extrême simplicité et son mode d'action écarte tous les inconvénients attachés au cathétérisme œsophagien. (*Bulletin de thérapeutique*, année 1850, page 226.)

C'est une sorte de *bouche artificielle* dont l'emploi peut être très-avantageux dans beaucoup de circonstances en permettant de *maintenir* la bouche ouverte; mais la difficulté que nous signalons, existe également pour arriver à son application.

Voici néanmoins en quoi consiste cette invention :

« L'instrument se compose d'une plaque métal- » lique percée d'un trou ovale qui représente une » sorte de bouche. Sur la lèvre inférieure s'applique » et s'appuie une gouttière en acier légérement re- » courbée transversalement et arrondie par le bout. » La face postérieure de la plaque est disposée de » manière à se mouler sur le pourtour de la bouche » et à la clore exactement, tandis que la gouttière » métallique déprime la langue. »

« L'ouverture ovalaire est munie d'une soupape » s'ouvrant de dehors en dedans, lorsqu'on introduit » une cuiller, et se refermant aussitôt de manière à » s'opposer au rejet des aliments. »

« Le malade, contenu par la camisole, est assis sur » une chaise, la tête un peu renversée en arrière et » fortement appuyée par un aide contre sa poitrine;

» le médecin *glisse entre les mâchoires* la gouttière » linguale, *manœuvre toujours très-facile à exécuter,* » *quelle que soit la résistance qu'opposent les sujets.* » Un aide maintient l'appareil en place, au moyen » de trois doigts, ou d'un lien fixé par deux anses, et » l'opérateur introduit dans la bouche, au moyen » d'une cuiller, l'aliment, soit tout à fait liquide, » soit d'une médiocre consistance ; à chaque cuillerée » on doit serrer un peu les narines du malade. »

« M. le docteur Billod a eu déjà plusieurs fois » l'occasion de se servir de cet appareil chez des » aliénés qui, au bout de quelques séances, *con-* » *vaincus* de l'inutilité de leur résistance, ont con- » senti à manger seuls. »

Nous avons souligné dans cette citation les passages qui nous ont frappé à l'égard de cette manœuvre d'application très-facile à exécuter, nous ne nous y arrêterons pas autrement.

7° PROCÉDÉ DE M. LE DOCTEUR BELHOMME.

Dans une des séances de l'Académie de médecine (avril 1850). M. le docteur Belhomme a donné la description d'un nouvel instrument qu'il désigne sous le nom de baillon-biberon, destiné à l'alimentation forcée des aliénés. Les journaux de médecine ont donné la figure de cet appareil, notamment le *Bulletin de thérapeutique*, tome XXXVIII, page 368.

L'*Abeille médicale* de l'année 1850 rappelle en ces termes la lecture du mémoire :

« Les aliénés ont des idées fausses ou des idées de » suicide qui les empêchent de manger et même de » boire. »

« Le médecin doit-il rester tranquille spectateur » dans cette circonstance? non ; il doit agir promptement, car le malade est menacé d'une mort cer» taine. »

« Les moyens qui ont été préconisés, sont l'in» jonction bienveillante de prendre des aliments ; ce » moyen réussit rarement, l'intimidation a plus de » succès. »

« On place le malade dans une baignoire, et on » lui donne la douche jusqu'à ce qu'il se décide à » boire. Si l'aliéné persiste dans sa résistance, on a » conseillé l'usage du *biberon* et de la sonde œsopha» gienne ; mais ce dernier moyen ne réussit *pas* » *constamment*, la narine et l'arrière-gorge se refu» sent quelques fois à l'introduction de la sonde, et,

» attendu qu'elle est appliquée comme moyen ex-
» trême sur des parties enflammées, son introduc-
» tion devient dès lors impossible. »

« Pour nourrir les aliénés, M. Billod a inventé un
» instrument, sorte de bouche artificielle, et il pré-
» tend avoir réussi par l'intimidation qu'il produi-
» sait. »

« Mais, en examinant cet instrument, on voit qu'il
» n'écarte pas les dents, qu'il fixe mal la langue, et
» qu'il faut que le malade *veuille bien avaler*. »

« Monsieur Belhomme, depuis deux ans, emploie
» un baillon qui tient les dents écartées et maintient
» *solidement la langue ;* au moyen d'un manche qui
» se trouve en dehors et à gauche, il pèse sur la *base*
» *de cet organe* et ferme ainsi la glotte. Si le malade
» ne veut pas avaler (1), par la rainure pratiquée à
» la partie supérieure de l'instrument, on introduit
» une canule en argent qui arrive jusqu'à la base de
» la langue et le liquide du biberon peût être versé
» jusque sur les côtés de l'épiglotte, et de là dans
» l'œsophage, etc., etc. »

(1) Nous dirons qu'il y a des lois de la physiologie qui s'y opposent, l'abaissement de la langue empêche l'action d'avaler.

En nous représentant les premiers phénomènes de la déglutition, nous observons que précisément l'accomplissement du premier temps de l'acte déglutitif exige physiologiquement, impérieusement, l'élévation de la langue, c'est une expérience qu'il est facile de répéter sur soi-même en toute circonstance.

8e PROCÉDÉ DE M. LE DOCTEUR BLANCHE.

Nous croyons devoir, pour l'utilité du but que nous nous sommes proposé, reproduire l'analyse des travaux qui ont été entrepris en vue de l'alimentation forcée ; c'est, nous le pensons, le seul moyen de faire bien ressortir l'importance qu'on doit attacher à la solution heureuse d'une question aussi grave dans le traitement de l'aliénation mentale ou de l'aliéné qui présente une tendance au suicide par abstinence des aliments.

En 1848, une thèse pour le doctorat en médecine a été soutenue par M. le docteur E. Blanche, sur le cathétérisme œsophagien, et, déjà, toute la portée utilitaire d'un procédé convenable se faisait sentir ; le *Journal de Médecine et de Chirurgie pratiques*, 1849, page 140, rend un compte satisfaisant des travaux de M. le docteur Blanche, voici la teneur de cet article :

« C'est un grand service rendu aux aliénés, que » d'avoir trouvé le moyen de nourrir malgré eux, » sans violence et pendant plusieurs mois, s'il est » nécessaire, ceux de ces malheureux qui refusent » avec obstination les aliments. »

« Cet honneur revient à Esquirol, qui, le premier, » *imagina* de porter des substances nutritives dans » l'estomac, à l'aide d'une sonde œsophagienne. » Depuis cet homme célèbre, l'introduction des ali- » ments par la sonde a été perfectionnée ; M. Bail- » larger a surtout contribué à la rendre exempte de » *dangers*. »

« M. E. Blanche, ancien interne des hôpitaux, » a fait à la Salpétrière une étude approfondie » de l'alimentation forcée, il a choisi pour sujet de » thèse inaugurale l'examen du cathétérisme œso- » phagien. Il résulte des nombreuses observations » recueillies par l'auteur, qu'une des grandes modi- » fications apportées au cathétérisme œsophagien, » consiste à substituer la sonde ordinaire en gomme » élastique, à l'ancienne sonde œsophagienne. »

« Il faut, à cet effet, prendre une sonde urétrale

» de calibre moyen, dont le pavillon est un peu évasé » en forme d'entonnoir. Cette sonde doit être flexi- » ble, sans être trop molle, et avant de s'en servir on » malaxe, on assouplit l'extrémité inférieure, afin » qu'en arrivant au contact de la paroi postérieure » du pharynx elle se recourbe facilement. Quand on » soumet un malade au cathétérisme œsophagien, ce » malade doit être assis dans son lit ou sur une » chaise, la tête *légèrement* renversée en arrière sur » l'oreiller ; il est maintenu par des aides et non par » des liens, parce qu'on peut être forcé de changer » brusquement sa position. Une fois ces précautions » prises, on remplit des seringues avec des aliments » d'une température modérée, puis, le médecin, te- » nant la sonde comme une plume à écrire, l'intro- » duit par une des narines, avec lenteur, en suivant » le plancher des fosses nasales. »

« A la rencontre de la paroi postérieure du pha- » rynx, on imprime à la sonde un mouvement de » bascule en haut qui la fait glisser plus facilement. » Au niveau de la langue, s'il y a obstacle, il con- » vient d'attendre une expiration un peu forte et d'en » profiter pour passer dans l'intervalle laissé libre. » Quelquefois aussi, on réussit plus vite en inclinant

» rapidement la tête du malade en avant sur le tronc. » Pour s'assurer que la sonde est bien dans l'œso- » phage, on fait parler le malade, ou, s'il ne parle » pas, on ferme avec le pouce le pavillon de la sonde » et on observe si la respiration n'est pas gênée. Cela » fait, on commence l'injection, qui doit être poussée » avec lenteur, afin que les aliments arrivent dou- » cement dans l'estomac. S'il y a régurgitation de » matières ingérées, il faut s'arrêter et recommencer » plus tard, en poussant le liquide goutte à goutte. » Après l'injection on retire la sonde avec lenteur, » en ayant le soin de maintenir le pavillon fermé » avec le pouce, pour éviter l'introduction de l'air et » la propulsion d'un peu de liquide dans la trachée. »

« Ainsi pratiquée, l'opération est le plus souvent » très-aisée ; cependant il peut arriver que la sonde, » privée de conducteur, soit difficile à diriger. Aussi » M. Baillarger a-t-il cru devoir ajouter à la sonde » ordinaire deux mandrins, l'un en baleine, l'autre » en fer, celui-ci conservant la courbure qu'on lui » donne et la communiquant à la sonde, celui-là » pouvant s'infléchir et se redresser en vertu de son » élasticité. Pour pratiquer le cathétérisme, on com- » mence par mettre les deux mandrins dans la sonde,

» on recourbe celle-ci à son extrémité et on franchit » ainsi les fosses nasales. Une fois à l'entrée du pha- » rynx, on retire le mandrin en fer, aussitôt la tige » en baleine, maintenue jusque-là courbée, se re- » dresse et redresse en même temps la sonde, qui » s'applique sur la paroi postérieure du pharynx et » pénètre dans l'œsophage. Mais le mandrin de fer » se casse quelquefois, ensuite la manœuvre des deux » mandrins est trop compliquée. C'est pourquoi » dans le but d'obvier à ces inconvénients, M. E. » Blanché a substitué au double mandrin de M. Bail- » larger un mandrin articulé dont les anneaux, au » nombre de trente et un, occupent les deux tiers » inférieurs de l'instrument. »

« Nous ne pouvons qu'indiquer le principe sur » lequel est basé ce mandrin, qui a quelque rapport » avec la curette imaginée par M. Leroy-d'Etiolles » pour retirer les calculs de l'urètre ; mais on com- » prend qu'il est disposé de manière à jouer libre- » ment dans le sens de la flexion et à reprendre dans » l'extension toute la rigidité d'une tige non-inter- » rompue. M. E. Blanche, et, à son exemple, plu- » sieurs autres médecins, se sont d'ailleurs servi » plusieurs fois du mandrin articulé et toujours avec

» succès ; il est donc permis de voir, dans cette addi-
» tion à la sonde ordinaire, un progrès dont l'expé-
» rience devra sans doute consacrer la valeur, mais
» qui, dès à présent, paraît devoir rendre plus sûre
» et plus rapide la pratique du cathétérisme œsopha-
» gien chez les aliénés. »

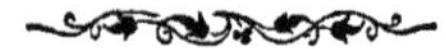

RÉSUMÉ.

Huit procédés viennent d'être passés en revue ; notre appréciation sur chacun d'eux sera aussi rapide que possible :

1° PROCÉDÉ DE DESAULT.

Cathétérisme par le nez.

Impossibilité d'aller à la recherche du bec de la sonde par la bouche, *quand le malade ne veut pas desserrer les dents.*

Cathétérisme par la bouche.

Impossibilité de son application par les mêmes motifs.

2° PROCÉDÉ DE M. CHAUSSIER.

Par le nez.

Ce procédé, s'appliquant au cathétérisme des voies aériennes et modifié par M. Loiseau de Montmartre, n'est pas exempt de dangers, ainsi qu'il a été dit plus haut.

3° PROCÉDÉ DE M. BAILLARGER.

Par le nez.

Le mandrin en fer qui est employé dans ce procédé peut se briser, cet inconvénient a été signalé par M. E. Blanche.

4° PROCÉDÉ DE MM. FALRET ET FERRUS.

Cathéterisme par le nez avec une sonde de femme ; nous croyons que le lieu où sont déposés les aliments n'est pas assez avancé dans l'œsophage pour permettre leur cheminement, à l'aide de leur propre poids, jusque dans l'estomac.

5° PROCÉDÉ DE M. LEURET.

Cathétérisme mixte, par le nez et par la bouche.

Nous avons déjà signalé l'un des inconvénients de ce procédé ; la sonde, quelque flexible et douce elle puisse être, déterminera, si on la laisse à demeure, les inconvénients attachés à la présence de tout corps étranger dans une cavité naturelle.

Indépendamment d'une manœuvre difficile, et en admettant son placement opéré, si on laisse l'extrémité libre séjourner dans la bouche, le malade déchirera, lacèrera avec ses dents cet appendice des plus incommodes.

6° PROCÉDÉ DE M. LE DOCTEUR BILLOD.

L'instrument inventé par M. le docteur Billod, offre sans doute de grands avantages, mais pour nous, la difficulté de le placer est toujours la même, il faut que le malade consente à desserrer les dents, et puis nous croyons que, quand bien même les choses se passeràient sans opposition ultime, le malade ne pourrait exécuter l'action d'avaler, par suite de la dépression de la base de la langue; mais il est certain que l'emploi de ce procédé peut déterminer le malade à changer son mauvais vouloir; cet avan tage est àu surplus constaté par M. Billod.

7° PROCÉDÉ DE M. LE DOCTEUR BELHOMME.

Le procédé de M. Belhomme, qui consiste dans l'emploi d'un appareil des plus ingénieux, auquel il a donné le nom de baillon-biberon, forme une méthode nouvelle pour l'alimentation forcée.

Empruntant à M. Billod cette sorte de bouche artificielle, il perfectionne cet instrument dans sa forme et dans l'adjonction d'un biberon et d'une canule en argent, formant le canal conducteur des aliments.

En vue de l'extrême opposition d'un aliéné, l'application du bâillon nous paraît toujours d'une difficulté, sinon insurmontable, au moins bien grande.

De plus, nous le répétons, comme dans le procédé de MM. Falret et Ferrus, les aliments ne sont pas conduits assez loin, et la difficulté d'avaler résulte de la gêne imposée à la langue par la dépression qu'elle doit subir au contact de l'instrument.

8° PROCÉDÉ DE M. LE DOCTEUR E. BLANCHE.

Cathétérisme par les voies nasales.

Les détails de ce procédé que nous avons voulu décrire, font ressortir toute l'utilité de l'adjonction, au mandrin en baleine, d'un mandrin en fer articulé ; les avantages et les inconvénients se balancent ; appareil compliqué, possibilité d'une désaggrégation dans les anneaux, d'où la rupture du mandrin ; avantage réel pour la direction heureuse à imprimer au cheminement de la sonde.

A la lecture de tous ces procédés, de toutes ces tentatives faites en vue de la possibilité d'alimenter forcément un aliéné qui a des tendances au suicide par abstinence des aliments, on est évidemment frappé de l'importance de la question qui nous occupe.

Livré à nous-même, et n'ayant pas à notre disposition toute cette série d'appareils, il est résulté de la *nécessité* de nourrir forcément et des tentatives faites par nous, une modification dans l'emploi de la sonde œsophagienne.

Le procédé qui nous est particulier, ne diffère aucunement du procédé indiqué par les auteurs pour le cathétérisme de l'œsophage par la bouche, mais la modification dont il va être fait mention consiste dans la *possibilité* de faire écarter les arcades dentaires et de les maintenir béantes, sans danger pour les doigts de l'opérateur, ni inconvénients pour le malade pendant le temps de l'opération.

Les forces musculaires qui meuvent la mâchoire inférieure ont une résistance très-grande, quand il ne manque aucune dent, quand il n'y a aucune solution de continuité dans ce chapelet d'émail, il est fort difficile d'introduire quoi que ce soit dans la bouche du malade récalcitrant ; aussi trouve-t-on dans ce fait la raison qui détermina le célèbre Bouvart, médecin, membre de l'Académie des Sciences, mort en 1787, à pratiquer cette mutilation qui consiste à *casser à coups de marteau*, une ou plusieurs incisives, afin de pouvoir placer un levier et de faire pénétrer des aliments.

Que ceux qui liront ces pages se rassurent, notre modification n'emprunte aucun des temps du procédé de M. Bouvart ; cette détermination d'une gravité barbaresque était cependant légitimée par le fait d'un trismus persistant.

Dans cet état pathologique, il y a urgence et justification ; mais chez l'aliéné, cette contracture ne peut être considérée que comme une convulsion clonique, devant céder dans un délai très-court.

MODIFICATIONS

DU

CATHÉTÉRISME DE L'ŒSOPHAGE

PAR LA BOUCHE.

Nous supposons un aliéné en proie à un délire aigu ou chronique, dont les conceptions le portent au refus obstiné de toute espèce d'aliments ; il a résisté aux prières, aux sollicitations et aux divers systèmes d'intimidation.

La description de toute opération réclamant une division, nous allons décrire :

1° L'appareil ;

2° La manœuvre opératoire.

1° APPAREIL.

Le chirurgien doit avoir à sa disposition :

1° Un pince-nez.

Celui de l'appareil à chloroforme de M. Charrière est celui dont nous nous servons.

2° Un levier à deux branches.

(Voir ci-contre la figure jointe au présent mémoire.)

Cet instrument, d'une grande simplicité, est certainement l'agent le plus utile à la réussite du cathétérisme par la bouche ; il écarte convenablement les dents en abaissant la mâchoire inférieure, c'est une garantie certaine contre les morsures volontaires ou accidentelles.

3° Une sonde œsophagienne ordinaire, convenablement ramollie et enduite d'un corps gras.

4° Enfin, une quantité (1,000 à 1,500 grammes) d'aliments liquides renfermés dans une seringue ; ces aliments, composés de bouillon gras, de jus de viande et d'un peu de vin, sont maintenus à une température convenable.

2 ou 3 aides suffisent.

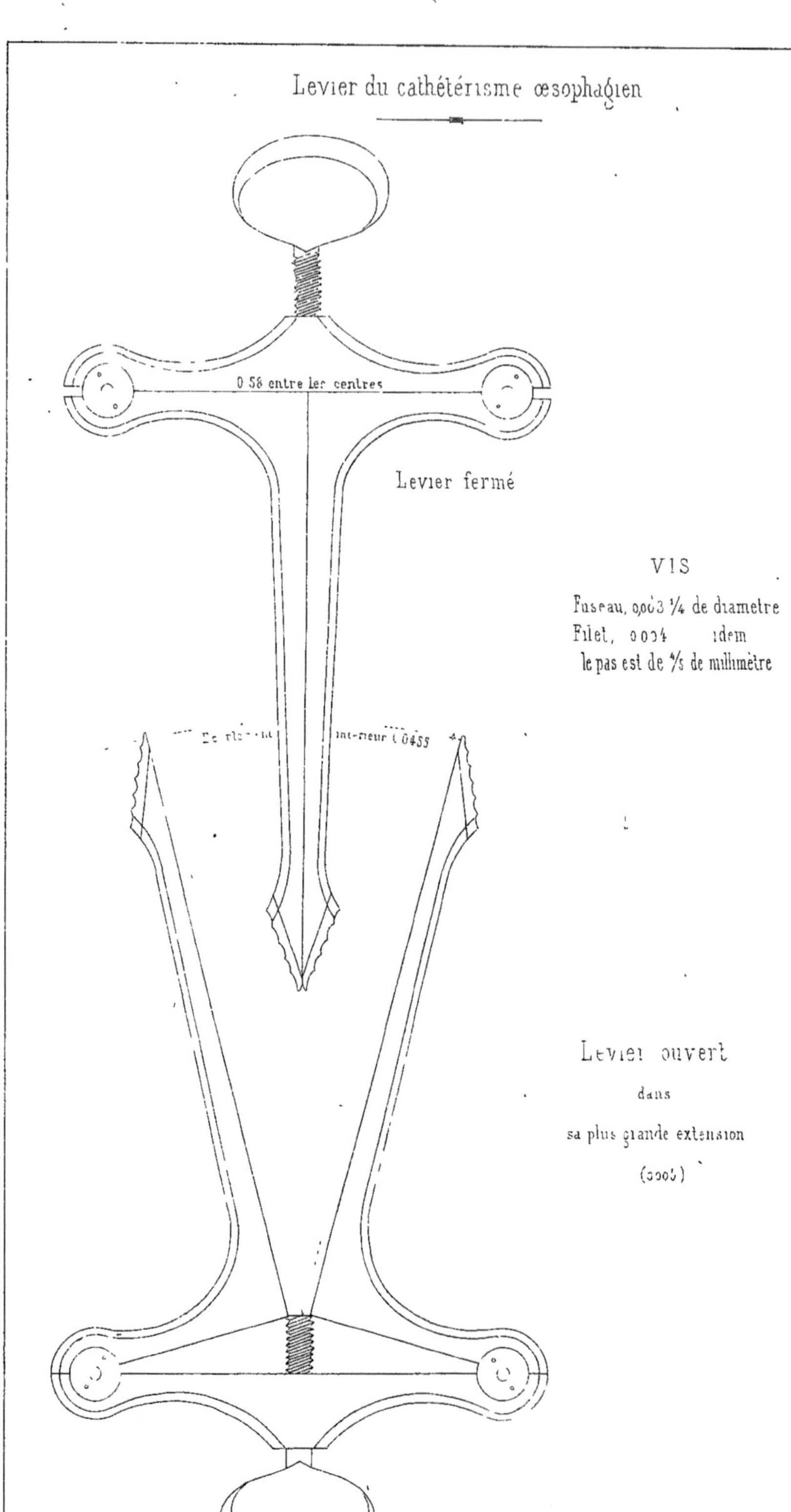
Levier du cathétérisme œsophagien
0 58 entre les centres
Levier fermé
VIS
Fuseau, 0,003 ¼ de diametre
Filet, 0 004 idem
le pas est de ⅘ de millimètre
Levier ouvert
dans
sa plus grande extension

2° MANOEUVRE OPÉRATOIRE.

1° Placement du pince-nez;

2° Placement du levier;

3° Dilatation de la cavité buccale;

4° Introduction de la sonde;

5° Injection des aliments;

6° Retirer la sonde;

7° Enfin, et seulement, retrait du levier et du pince-nez.

Ces détails étant fixés dans l'esprit du médecin, on procède de la manière suivante :

Le malade, ayant la camisole, est assis sur un tabouret, la tête sera fixée contre la poitrine d'un aide adossé à un mur, afin d'éviter un mouvement de recul; cette situation nous paraît préférable, en ce sens qu'elle permet de suivre les mouvements.

Premier et deuxième temps réunis par la promptitude qu'il faut mettre à leur exécution.

Le médecin se place à la droite du sujet, il applique le pince-nez, et aussitôt l'aliéné ouvre la bouche pour respirer, c'est dans cet instant que, sans se presser et sans violence, on applique le levier sur le côté gauche de l'arcade dentaire, le malade cherche à rapprocher les dents, mais *sa volonté* se trouve désormais vaincue.

Troisième temps. Le jeu de la vis surmonte l'action musculaire, il détermine avec lenteur l'abaissement du maxillaire inférieur.

Cela étant obtenu, le levier est confié à un aide placé en face du médecin et à sa droite, cet aide devra prêter une grande attention à ce que cet instrument ne quitte pas sa place, car s'il s'en échappait, les dents, rapprochées convulsivement, blesseraient les doigts de celui qui place la sonde.

Quatrième temps. Introduction de la sonde.

Une fois la bouche maintenue ouverte, il est très-facile de placer la sonde, nous avons rappelé au commencement de ce mémoire, le *modus faciendi*. On peut, selon les indications présentées par le malade, laisser à demeure, ou le retirer, le pince-nez, cela dépend de la facilité avec laquelle s'opère la respiration.

Cinquième temps. Injection des aliments.

Il n'est pas nécessaire de décrire ce qui reste à faire, seulement il faut être prévenu de ne pousser le piston de l'instrument qu'avec lenteur et précaution, car le bec de la sonde peut être bouché par un repli de la muqueuse ; on obvie à cet inconvénient en lui imprimant un ou plusieurs mouvements de rotation.

Sixième temps. Retirer la sonde.

On ne saurait apporter trop de précautions dans ce temps de l'opération, si, en ne tenant aucun compte de la coarctation qui presse la sonde, on la retire trop vivement, on est exposé à produire des déchirures ; c'est donc avec lenteur et en imprimant, un mouvement de vrille qu'il faut l'extraire.

Septième temps.

C'est seulement après la sortie de la sonde qu'il convient de retirer le levier, car il est aisé de comprendre que sans cette précaution importante, l'opérateur peut être mordu et la sonde coupée.

Nous devrions peut-être nous dispenser d'émettre notre appréciation, mais il nous paraît évident que ce procédé de cathétérisme par la bouche, avec les immunités acquises par la présence du levier, est plus simple, plus facile et plus prompt dans son exécution.

Les diverses complications qui résultent du cathétérisme par le nez sont évitées ; deux doigts dirigeant le bec de la sonde suffisent pour éviter une déviation fâcheuse. Nous croyons donc pouvoir être en droit de dire que par cette modification on peut, *quelle que soit l'opposition du malade*, déposer dans son estomac les aliments nécessaires à sa conservation.

Selon la quantité et la qualité des éléments nutritifs injectés par ce procédé, il ne sera pas nécessaire de répéter cette opération deux fois par jour, une seule nous paraît suffisante.

En dernière analyse, la persévérance qu'il faut apporter dans ce genre d'alimentation, et la sensation douloureuse qui résulte de l'intromission de la sonde, finissent par lasser le malade, dont le délire cesse ou change de caractère ; on n'a donc plus à redouter la mort par défaut d'alimentation ; la plus longue période de temps, qu'il nous a été donné d'employer pour nourrir par ce moyen, a été de vingt-sept jours.

DESCRIPTION DU LEVIER.

Cet instrument, composé d'acier fondu, a la forme d'une croix ou d'un tire-bouchon, il présente une hauteur de $0^{m},12$ et une largeur de $0^{m},07$ dans la branche horizontale, il est ouvert ou fermé.

A. Levier fermé.

La branche perpendiculaire est divisée en deux parties depuis sa jointure ou jonction au milieu des bras avec lesquels elle fait corps pour leurs moitiés à angles droits, la branche supérieure de la croix, perpendiculaire aux deux autres, est formée par une vis au repos.

B. Levier ouvert.

Quand on a placé ce levier, par la partie inférieure, entre les arcades dentaires, et qu'on le tient comme un tire-bouchon, on fait agir la vis, ce qui détermine l'écartement des branches inférieures.

La partie inférieure, qui doit être en contact avec les dents, doit être garnie de liége ou de bois, afin de ménager l'émail de celles-ci et de se fixer plus sûrement.

L'écartement qui résulte de l'impulsion de la vis, peut être porté à $0^{m},05$; cet écartement serait dangereux à produire dans la grande majorité des cas, le médecin devra, dans la crainte de provoquer une luxation de la mâchoire inférieure, se contenter de produire un espace suffisant pour pouvoir introduire les deux doigts conducteurs de la sonde ; il suffit de signaler ce danger pour en éviter les conséquences.

FIN.

TABLE DES MATIÈRES.

www.ingramcontent.com/pod-product-compliance
Ingram Content Group UK Ltd.
Pitfield, Milton Keynes, MK11 3LW, UK
UKHW022141170726
13837UKWH00004B/1704